TRAITEMENT DE L'ATAXIE

PAR LA

RÉÉDUCATION DES MOUVEMENTS

PAR

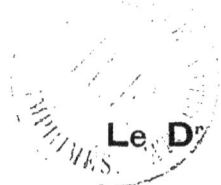

Le D' A. RAÏCHLINE

Communication faite à la *Société Médicale du IXe Arrondissement de Paris*

SÉANCE DU 19 MARS 1896

CLERMONT (OISE)

IMPRIMERIE DAIX FRÈRES

3, PLACE SAINT-ANDRÉ, 3

1896

TRAITEMENT DE L'ATAXIE

PAR LA

RÉÉDUCATION DES MOUVEMENTS

PAR

Le Dr A. RAÏCHLINE

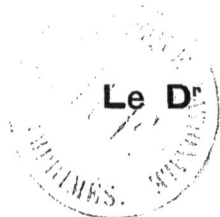

Communication faite à la *Société Médicale du IXe Arrondissement de Paris*

SÉANCE DU 19 MARS 1896

CLERMONT (OISE)

IMPRIMERIE DAIX FRÈRES

3, PLACE SAINT-ANDRÉ, 3

1896

TRAITEMENT DE L'ATAXIE

PAR LA

RÉÉDUCATION DES MOUVEMENTS

PAR

Le Dr A. RAÏCHLINE

On sait l'intérêt capital qui s'attache à l'étude du *tabes dorsalis*, ou, comme on l'appelle plus ordinairement, l'*ataxie locomotrice progressive*.

Les rapports intimes de cette affection avec la syphilis soulèvent des problèmes de la plus haute importance concernant la pathogénie des dégénérations post-infectieuses du système nerveux.

L'anatomie pathologique du tabes est en train d'être entièrement remaniée, et en tout cas il reste déjà acquis que le tabes n'est pas une sclérose primitive des cordons postérieurs, mais bien une dégénération systématique des fibres radiculaires postérieures (voies sensitives) d'origine extra-médullaire.

Mais pour ne parler qu'au point de vue pratique, qui nous occupe ici avant tout, l'ataxie locomotrice est une maladie organique des plus répandues et des plus redoutables parmi celles qui affectent le système nerveux, et sa fréquence va toujours en augmentant, grâce aux progrès incessants de la civilisation et de la syphilisation, dont la marche est parallèle.

En plus, la richesse vraiment étonnante des symptômes de cette maladie, la multiplicité et la variabilité de ses manifestations cliniques nous imposent à nous tous, médecins ou chirurgiens, spécialistes ou non spécialistes, le devoir de bien la connaître et de savoir la diagnostiquer à temps.

Enfin, et c'est là le point le plus important de la question, nos moyens thérapeutiques sont encore trop peu perfectionnés pour nous permettre de lutter toujours efficacement contre cette maladie, si éminemment chronique. Soigner un ataxique est une tâche très difficile, exigeant beaucoup de tact et de persévérance en dehors de toutes les connaissances techniques du métier.

Il est donc facile de s'expliquer dans ces conditions l'accueil si bienveillant, voire même enthousiaste, que rencontre toute nouvelle médication venant enrichir l'arsenal thérapeutique du tabes dorsalis et promettant, sinon de guérir la maladie, au moins de soulager le malade. Rappelez-vous seulement la vogue si retentissante de la suspension.

Messieurs, c'est encore d'une nouvelle méthode thérapeutique du tabes que je vous demande la permission de vous entretenir ici. Il s'agit d'une méthode toute spéciale et très rationnelle, qui s'adresse au symptôme le plus caractéristique et le plus important de la maladie : au symptôme *ataxie* ou *incoordination motrice*.

J'ai dit que c'était une méthode « *très rationnelle* », car le principe du traitement découle logiquement de la nature même de l'ataxie et de sa raison d'être dans le tabes.

En effet, l'ataxie tabétique est la conséquence immédiate des troubles de la sensibilité profonde, et notamment, de la *sensibilité musculaire*. N'étant plus renseigné sur le degré exact de ses contractions musculaires (comme nous le sommes dans l'état normal à chaque phase de nos mouvements intentionnels), n'ayant plus la certitude de la précision de ses mouvements, procédant « par à peu près », — l'ataxique contracte trop violemment les muscles actifs, relâche trop brusquement les muscles antagonistes, s'épuise à corriger les défauts de ses mouvements, entraîne des contractions synergiques parfaitement inutiles, voire même nuisibles au but proposé. — d'où ses mouvements intempestifs, violents, brusques et saccadés, que la vue seule parvient à modérer quelque peu ; d'où également l'impossibilité d'un effort soutenu ou d'une attitude immobile (ataxie statique).

Or, l'observation clinique nous démontre que, si prononcés que puissent être dans le tabes les troubles de la sensibilité (cause initiale de l'ataxie), jamais il n'y a dégénération complète et irréparable de la *totalité* des fibres sensitives, quand même le malade a perdu toute notion de la position de ses membres et toute conscience de ses contractions musculaires. A côté des fibres dégénérées, mortes au point de vue fonctionnel, il reste toujours un certain nombre de fibres plus ou moins bien conservées se trouvant seulement dans un mauvais état de nutrition, et que l'inactivité relative du malade, la négligence de ses attitudes et de ses mouvements et l'état de dépression générale contribuent à maintenir dans un état d'infériorité fonctionnelle de plus en plus prononcée. Toutes ces fibres nerveuses, à peine ou pas encore effleurées par le processus pathologique, sont parfaitement susceptibles d'être stimulées, tonifiées, ranimées au point de *compenser* dans une large mesure les fibres mortes et de combler jusqu'à un certain point le vide causé par la maladie. Or, comment développer la force, la tonicité et la sensibilité des muscles sinon par des exercices appropriés et par un entraînement méthodique ? N'est-ce pas à la suite d'un entraînement spécial et des efforts conscients prolongés, que le jongleur par exemple parvient à aiguiser sa sensibilité musculaire et obtenir des merveilles de l'équilibristique ?

C'est de la même façon que doit procéder l'ataxique, pour atténuer les effets de la maladie, pour corriger les défauts de ses mouvements, et *redevenir maître* de ses contractions musculaires.

C'est ce but que vise la nouvelle méthode à laquelle je viens de faire allusion plus haut, et que nous devons à un fort distingué médecin suisse, le Dr Frenkel (1), et je m'empresse de vous dire immédiatement que l'expérience a parfaitement justifié ces considérations aprioristiques.

A l'heure actuelle, nous possédons déjà un bon nombre d'observations qui prouvent qu'avec de la persévérance prudente on peut obtenir des résultats vraiment remarquables même dans les stades les plus avancées de l'ataxie.

Le traitement lui-même consiste en des séances d'exercices musculaires, pendant lesquelles le malade doit exécuter une série de mouvements actifs très variés, sous le contrôle incessant de sa vue, avec toute l'attention dont il est capable et sous la direction vigilante et autoritaire de son médecin.

Ce sont de véritables leçons qu'il faut donner au malade, et le rôle du médecin est absolument comparable à celui d'un professeur de musique qui apprend à son élève à toucher du piano.

Il sera trop fastidieux de donner ici la description minutieuse de tous les exercices dont il convient de faire usage dans le traitement spécial de l'ataxie. Ce serait du reste parfaitement inutile, car ces exercices peuvent varier dans une très large mesure et la conduite du médecin doit se conformer aux particularités de chaque cas individuel.

Je me bornerai donc à vous indiquer les lignes principales du traitement et de vous tracer un plan schématique de votre intervention thérapeutique. Je commence par le traitement de l'ataxie des membres *inférieurs*.

Les premières quelques séances sont consacrées aux exercices au lit, la position couchée étant la plus propice à l'exécution des mouvements réguliers. On commence par les mouvements les plus simples, c'est-à-dire limités à une seule articulation, et on fait exécuter au malade successivement et séparément avec l'une et l'autre extrémité tous les mouvements physiologiques du pied, du genou et de la hanche (flexions, extensions, abductions et adductions).

(1) Nous ferons remarquer simplement que l'interprétation que nous venons de donner ici sommairement à l'ataxie et à la façon dont le traitement par les exercices agit sur ce trouble de la motilité, diffère sensiblement de celle de M. Frenkel, qui considère l'ataxie, comme « un trouble fonctionnel (?) des organes coordinateurs » dans le sens de Charcot-Erb ou plutôt dans le sens de Jendrassik. Notre manière de voir est conforme à celle de M. Hirschberg, auteur d'un excellent travail sur le « traitement de l'ataxie locomotrice » (*Bull. G. de Thérap.* 1893, n° 2), travail qui nous a guidé dans les premières applications thérapeutiques de ce genre.

Règle générale et qu'il importe d'observer scrupuleusement : tous les mouvements doivent être exécutés très lentement, d'une façon continue (c'est-à-dire sans secousses ni saccades) et dans un rythme parfaitement régulier. Tous les défauts des mouvements sont indiqués et expliqués au malade, et chaque mouvement est répété maintes et maintes fois jusqu'à devenir correct et régulier.

Suivent alors les mouvements exécutés simultanément dans les deux jambes (flexion de deux pieds ensemble, etc.) et combinés de diverses façons dans le but de les rendre de plus en plus compliqués et difficiles. On passe ensuite aux divers mouvements coordonnés simples, tels que toucher avec la pointe du pied un objet (une canne) placé à une certaine hauteur variable, poser le talon d'un pied sur le genou de l'autre jambe, placée successivement dans diverses attitudes, etc. Enfin le malade fait des essais d'accomplir tous ces mouvements, les yeux fermés.

Dans les cas très avancés, quand l'ataxie a gagné les muscles du tronc, je profite de la position couchée pour exercer le malade à se redresser correctement dans le lit, se renverser lentement en arrière, se tourner et retourner, etc.

L'effet de ce traitement ne manque jamais à se manifester assez rapidement, et déjà au bout de quelques séances le malade le plus ataxique aura appris à exécuter tous ces mouvements dans le lit d'une façon assez satisfaisante, souvent même avec une précision qui ne laisse rien à désirer. Ce premier résultat, le plus facile à obtenir, est très important au point de vue psychique, car le malade, voyant le progrès, se laisse entraîner plus facilement, et se prête avec plus de confiance aux exercices ultérieurs, de beaucoup plus difficiles et fatigants.

On passe alors aux exercices dans la position assise, d'abord dans un fauteuil, puis sur un tabouret, afin de lui apprendre à se tenir bien droit, sans appui, et réveiller de cette façon la sensibilité émoussée de la région fessière et sacro-lombaire. On fait exécuter au malade les divers mouvements du tronc et des jambes, comme plus haut, et on fait surtout attention à ce que le malade pose les pieds par terre *bien à plat*, avec force et précision, et appuie de préférence sur la pointe du pied et non sur le talon, comme il a la tendance et l'habitude de le faire. Ce point a une importance capitale pour la station et pour la marche normale. Il faut ensuite s'attacher particulièrement à l'habituer à se lever de sa chaise doucement et sans appui, et s'asseoir lentement et régulièrement sans s'effondrer dans le fauteuil, comme le font les ataxiques.

Les exercices dans la position debout sont les plus difficiles à diriger, car la crainte de perdre l'équilibre et de tomber est trop enracinée et parfois très exagérée chez les ataxiques, et c'est cette crainte, jointe à l'insensibilité musculaire, qui leur donne l'attitude générale si caractéristique, où tout le corps est arqué d'avant en arrière, les genoux en hyperextension, le tronc rejeté en arrière et immobilisé dans une demi-flexion sur le bassin, la tête penchée en avant, le regard fixé sur les pieds, qui ne touchent solidement le sol que par les talons.

Si le malade est incapable de se tenir debout seul, je commence ces exercices en le plaçant entre les barres parallèles, où il se sent relativement en sécurité. Dans les cas moins avancés un appui d'un meuble ou d'une canne peut suffire.

On apprend ainsi au malade à se tenir debout bien droit, le corps plus avancé, la poitrine cambrée, les genoux moins raides, les pieds touchant le sol dans toute l'étendue de leur face plantaire, et surtout s'appuyant sur leur pointe. On l'exerce à se tenir debout et à marcher accroupi (les genoux plus ou moins fléchis), à se tenir sur une jambe, etc. On l'habitue également à se tenir debout les yeux fermés, et c'est de cette façon qu'on arrive à atténuer le signe de Romberg.

Suivent enfin les divers exercices de la marche, sur le tapis, sur le parquet, avec deux cannes, puis avec une seule, et finalement sans aucun appui matériel.

Pour exercer le malade à monter et à descendre les escaliers, je commence ordinairement par faire construire un petit escabeau double à deux ou trois marches, sur lequel le malade s'exerce dans son appartement suivant les règles et les indications que nous avons soin de lui donner.

Nous terminons le traitement, si possible, par quelques promenades dans les jardins et voies publiques pour encourager le malade et lui inspirer du calme et de la confiance en lui-même dans les conditions les moins favorables pour la régularité et la correction de ses mouvements (on sait combien les ataxiques sont troublés et perdent facilement l'équilibre quand ils se sentent observés et surtout quands ils ont peur d'être bousculés par les passants).

L'ataxie des membres supérieurs est beaucoup plus difficile à soigner que celle des jambes, car les mouvements des mains et des doigts sont incomparablement plus fins et délicats, que ceux des jambes. Néanmoins on peut bien réussir à atténuer les désordres de la motilité par le même système d'exercices méthodiques, c'est-à-dire en commençant par des mouvements simples et combinés des doigts, des poignets, etc., et en terminant par des mouvements coordonnés de plus en plus compliqués, tels que, la préhension des objets menus, le dessin et l'écriture au crayon et à la plume, etc. Il faut surtout habituer les malades à vaincre la sensation tellement pénible d'engourdissement des bouts de doigts et à se servir dans la préhension des objets des *phalanges terminales* (c'est-à-dire justement des bouts de doigts engourdis).

Telles sont, Messieurs, les lignes principales du nouveau traitement de l'ataxie tabétique. Vous voyez que c'est là un traitement de longue haleine, exigeant beaucoup de persévérance de la part du médecin et encore plus de patience et d'activité de la part du malade. Les séances de cette gymnastique rationnelle doivent être renouvelées tous les jours, durant 1/2 h.-1 h. et le traitement

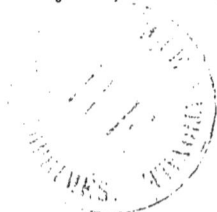

doit durer plusieurs semaines, parfois même plusieurs mois (6 semaines, 2 mois en moyenne.)

Les effets immédiats du traitement consistent naturellement tout d'abord dans une amélioration parfois très considérable du phénomène *ataxie*. Tel malade qui marchait péniblement, s'appuyant sur une ou deux cannes, qui ne pouvait plus circuler dans l'obscurité, qui avait des effondrements fréquents des jambes, etc., finit par marcher d'une allure beaucoup plus dégagée, ne craignant pas de traverser les rues, marchant assez bien sur le parquet ciré, pouvant se tenir droit même les yeux fermés. Même les vieux ataxiques, qui ne pouvaient plus se tenir debout et restaient cloués au lit ou dans leur fauteuil, sont susceptibles d'être mis sur pied et de marcher d'une façon assez convenable. C'est vous dire que le traitement s'adresse même aux malades parvenus à la dernière période de la maladie, à la *période paralytique*. Inutile d'expliquer que le traitement améliore, mais ne *guérit pas complètement* l'ataxie.

Les effets du traitement sont durables, c'est-à-dire que l'amélioration une fois obtenue persiste pendant des années, à condition que les malades continuent à s'entraîner et à répéter, le plus souvent possible, les principaux exercices appris pendant le traitement. Parmi les effets immédiats du traitement, je range aussi l'amélioration *constante*, mais variable comme intensité, de la sensibilité profonde et parfois même de la sensibilité cutanée. Les malades commencent à sentir leurs jambes dans le lit (ils les perdaient avant le traitement), ils se rendent mieux compte de leurs contractions musculaires, déterminent mieux la position de leurs membres dans l'espace, perdent la sensation du coton sous les plantes et les engourdissements des bouts de doigts ; ils sentent mieux le sol. Le signe de Romberg s'atténue.

Non moins remarquable est l'effet du traitement sur l'état mental du malade. N'oublions pas que l'ataxie est le symptôme qui désole le plus le tabétique, qui le rend infirme et le cachectise. Le rendre maître de ses mouvements, lui montrer l'efficacité d'une lutte active avec cette maladie qu'il croyait fatalement progressive, c'est lui rendre la vie et ressusciter ses espérances. Aussi voit-on ces malades souvent changer de caractère, devenir plus gais, plus actifs. Ils ont bonne mine et engraissent facilement. Les douleurs fulgurantes, et même les troubles de la vessie, s'atténuent parfois. Bref, le traitement peut avoir un retentissement sur tout l'état général du malade.

Les conditions les plus favorables au succès du traitement sont les suivantes :

1° Evolution plus ou moins *lente* de la maladie. Les formes à marche rapide et maligne, avec prédominance de phénomènes d'excitation (douleurs fulgurantes, paresthésies musculaires, et surtout *crises viscérales*) présentent une contre-indication formelle au traitement d'entraînement.

2º Etat satisfaisant de *la nutrition générale*. Les malades épuisés par les souffrances et par des crises gastriques ou par des maladies intercurrentes, etc., ont besoin d'une cure préalable, destinée à relever leurs forces déchues (suralimentation, cure d'air, hydrothérapie prudente), et en tout cas les premières séances d'exercices doivent être courtes et pas fatigantes.

3º Etat satisfaisant de la *vue*. Il est bien entendu que les tabétiques aveugles ne peuvent guère compter sur une amélioration de leur incoordination. (Du reste, les incoordonnés aveugles sont excessivement rares.)

4º *Le malade doit être doué d'une certaine dose d'intelligence et d'énergie morale.* Ceci est une des conditions capitales de la réussite. Un malade intelligent et énergique, qui saisit et retient facilement ce qu'on lui a enseigné, qui travaille activement et sait vaincre ses appréhensions, peut arriver très rapidement à recouvrer ses forces et ses mouvements, même s'il a déjà perdu en grande partie l'usage de ses membres. Par contre, les malades neurasthéniques, privés de volonté, incapables d'un effort intellectuel prolongé, se prêtant au traitement passivement et sans entrain, sont de très mauvais élèves qui apprennent lentement et difficilement. Du reste, le traitement est tellement rationnel que les malades les plus découragés finissent par se laisser entraîner, pourvu que de son côté le médecin persiste dans sa besogne avec patience et énergie.

5º La perte de la sensibilité cutanée et profonde ne doit pas être *absolue*. Cependant l'anesthésie, même complète, n'est pas une contre-indication, car l'expérience clinique démontre que l'ataxie n'est pas strictement proportionnelle au degré de l'anesthésie.

6º Absence *d'arthropathies* et de *fractures* récentes.

7º Enfin, je tiens à répéter, comme conclusion principale, que le succès du traitement n'est pas du tout proportionnel au degré de l'incoordination elle-même, c'est-à-dire qu'il ne faut pas s'imaginer que les cas les plus faciles à traiter soient ceux où les malades sont à peine entrés dans la période ataxique. Au contraire, comme je viens de le dire plus haut, on peut obtenir des améliorations remarquables, même chez des malades qui sont déjà ataxiques depuis de longues années, même chez ceux qui ont perdu tout usage de leurs membres et restent confinés au lit dans une impotence plus ou moins absolue.

Permettez-moi, Messieurs, de terminer par quelques mots d'historique et par un court résumé de ma petite statistique personnelle.

Les premiers essais thérapeutiques de ce genre ont été faits par le Dr Fraenkel (de Suisse), qui s'est particulièrement attaché au traitement de l'ataxie des membres supérieurs. Le Dr Hirschberg a ensuite publié (en 1893) deux cas d'ataxie des jambes améliorés par des exercices rationnels dont il donne un court aperçu schématique.

Plus tard, en 1894, le professeur Bechterew et son assistant, le Dr Ostankow, ont appliqué ce traitement avec succès à quelques malades de la clinique des maladies nerveuses de Saint-Péters-bourg (Académie militaire).

Personnellement, je m'occupe de cette méthode très activement depuis la fin de 1893, et j'ai appliqué le traitement systématique-ment dans 12 cas d'ataxie locomotrice.

Sur ce nombre je n'ai eu qu'un seul insuccès complet, justement dans un cas où il s'agissait d'un tabes malin à marche progressive très rapide.

Le malade était constamment en proie aux paresthésies péni-bles, aux douleurs violentes, crises intestinales, rectales et laryn-gées et, pendant que je m'efforçais à corriger l'ataxie énorme des jambes, il devenait à vue d'œil de plus en plus ataxique des mains.

J'ai eu à enregistrer ensuite deux succès relatifs (c'est-à-dire une amélioration plus ou moins légère), et notamment :

1° Dans un cas où il s'agissait d'un malade (un confrère), pro-fondément neurasthénique et anémique, incapable de toute lueur d'initiative.

Les conditions du traitement ont du reste été peu satisfaisantes, et le traitement lui-même pas très régulier.

2° Dans un autre cas concernant un malade épuisé et rendu à l'état de squelette par des crises gastriques d'une violence extrême et très mal soignées par des doses énormes de quinine (les méde-cins croyaient à une affection stomacale d'origine paludéenne !)

Par contre, je dois mettre à l'actif de la méthode un succès bien que relatif, mais ayant trait à un cas très grave d'ataxie compli-quée de paraplégie (flasque).

Le malade qui se traînait lourdement au bras de son domesti-que et avait une démarche ataxo-paraplégique très prononcée, est devenu capable de franchir seul, s'appuyant seulement sur sa canne, des distances de 300 mètres, pouvait lever ses jambes assez haut pour monter dans sa voiture et dans les escaliers, et cela au bout de 3 semaines d'exercices seulement.

Les autres 8 malades ont été plus ou moins considérablement améliorés au bout d'un temps variable (3 semaines, 2 mois) de trai-tement.

Les observations détaillées de tous ces malades trouveront leur place ailleurs dans un travail qui sera publié prochainement.

Je noterai seulement, en attendant, le cas d'un malade, qui, depuis 2 ans était rendu à l'état d'une masse presque inerte, cloué au lit, incapable, non seulement de marcher et de se tenir debout, mais même de se tenir droit dans son fauteuil, et qui, au bout de 6 se-maines du traitement, pouvait déjà monter et descendre les esca-liers, bien que péniblement, et faire une centaine de pas, appuyé sur le bras de quelqu'un. C'est dans cet état qu'il a été obligé d'interrompre momentanément le traitement pour des raisons de famille.

Je mentionnerai encore le cas d'une malade âgée de 39 ans, qui depuis 3-4 ans marchait très péniblement et ne sortait presque plus en raison de la très grande difficulté qu'elle avait à monter et surtout à descendre les escaliers, et qui, actuellement (au bout de deux mois de traitement) a une démarche très dégagée, circule librement dans la rue sans regarder les pieds, a repris la vie active d'autrefois (va au théâtre, dans le monde, etc.). Elle a même récemment fait un tour de polka avec son mari.

Le diagnostic du tabes dans ce cas a été fait il y a 14 ans par M. Charcot et tout récemment par M. Déjerine.

Les résultats du traitement, sont, comme vous voyez, fort encourageants, et j'ai cru intéressant de les signaler à votre attention spéciale.

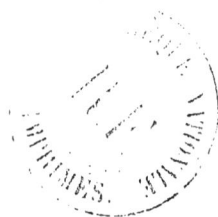

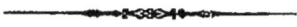

Clermont (Oise). — Imprimerie DAIX frères.

www.ingramcontent.com/pod-product-compliance
Lightning Source LLC
Chambersburg PA
CBHW050425210326
41520CB00020B/6758